컬러링을 할 때는 먼저 선으로 이루어진 밑그림 위에 어떤 색깔로 색칠을 할지 고민을 하며 색을 고릅니다. 그 후 손가락과 손목의 소근육을 이용해서 밑그림에 색칠을 합니다.

노인에게 컬러링이 좋은 점은 바로 이 점, 소근육을 사용한다는 점입니다. 소근육을 사용하면 뇌의 신경 세포가 자극을 받아 뇌세포가 활발해집니다. 그러면 자연스럽게 두뇌가 발달하여 인지 기능이 향상되지요.

또 하나 컬러링을 하면 좋은 점은, 노인이 되면 찾아오는 상실로 인한 우울감을 떨치는 데 도움을 받을 수 있다는 점입니다. 노인이 되면 몸의 움직임과 인지 기능의 저하로 위축되기 쉽습니다. 하지만 컬러링을 하면 마음이 안정되고, 색칠을 다 했을 때 만족감과 성취감, 자신감이 충만하게 되어 자기 자신에 대해 긍정적인 생각을 하게 됩니다.

이처럼 뇌세포를 활성화시켜 인지 기능을 향상시키고 노인성 우울감 탈피에도 도움을 주는 컬러링은 시간과 장소, 비용 등 그 무엇도 부담이 되지 않는 취미 활동입니다.

이에 지금 100세 시대를 누리고 있는 시니어를 비롯하여 앞으로 100세 시대를 누릴 우리 모두에게 『기억력 강화를 위한 시니어 컬러링북 **열매, 맺다**』를 추천합니다.

서울대학교 의과대학 노화연구소 교수 *조비룡*

색칠의 기본 재료와 방법

보통 색칠을 하는 재료는 색연필, 물감, 파스텔 등이 있습니다. 색연필은 여러 가지 색깔이 나게 만든 연필로 쉽고 간편하게 색칠을 할 수 있습니다. 물감은 색소와 고착제를 섞어서 만든 것으로, 물을 섞어 붓으로 색칠을 합니다. 물로 밝기를 조절하기 때문에 밝은 느낌을 줍니다. 파스텔은 빛깔이 있는 가루 원료를 길쭉하게 굳힌 크레용으로, 은은하고 부드러운 느낌을 주지만 가루가 날리는 단점이 있습니다.

기본적으로 색칠을 할 때는 연한색을 먼저 칠한 뒤 점차 진한색을 칠합니다. 또한 햇빛을 받는 밝은 부분은 연하게, 어두운 부분은 진하게 칠해서 입체감을 살립니다.

『기억력 강화를 위한 시니어 컬러링북 **열매, 맺다**』는 색칠 재료 중 물감을 이용한 수채화입니다. 이에 수채화 채색의 기본 방법을 간단히 소개합니다.

수채화 채색의 기본 방법

두 가지 색으로 그러데이션하기

그러데이션 : 색칠에서 한쪽을 짙게 하고 다른 쪽으로 갈수록 점점 옅어지게 하는 일.

❶ 물감을 바른다.

❷ 앞서 칠한 물감이 마르기 전에 다음 물감을 칠해서 부드럽게 그러데이션이 되게 한다.

부드러운 줄무늬 표현하기

❶ 물감을 바른다.

❷ 앞서 칠한 물감이 마르기 전에 작은 붓으로 다음 물감으로 줄무늬를 그린다

마른 종이 위에 마른 붓질하기

❶ 종이에 물감을 바른다.

❷ 물감이 마른 후 물기를 제거하고 넓게 펼친 붓에 물감을 살짝 묻혀서 스치듯이 칠한다.

젖은 종이에 칠하기

❶ 종이에 맑은 물을 펴 바른다.

❷ 종이가 젖어 있을 때 물감을 칠해서 부드럽게 번지게 한다.

이 책의 색칠 방법

- 이 책은 물감을 이용한 수채화 그림이지만, 수채화가 아니더라도 괜찮습니다. 자신이 원하는 재료를 선택하여 색칠을 하면 됩니다.
- 책의 왼쪽 편에 완성된 과일 그림이 있습니다. 열매, 줄기, 잎의 모양과 색깔 등을 살펴봅니다.
- 책의 오른쪽 편에 있는 밑그림에 색을 칠하기 시작합니다. 먼저 열매를 색칠합니다. 색깔은 왼쪽 편 그림과 똑같지 않아도 됩니다. 자신이 좋아하는 색으로 칠해도 됩니다.
- 어두운 부분을 진하게 칠해서 입체감을 줍니다.
- 줄기와 잎도 열매를 칠할 때와 같은 방법으로 색칠을 합니다.

수채화 채색의 예

열매 색칠하기

❶ 먼저 물칠을 한다. 종이가 젖은 상태에서 두 가지 색 물감을 칠하여 자연스럽게 그러데이션이 되게 한다.

❷ 종이가 마른 후 과일의 어두운 그림자 부분을 진하게 칠한다.

❸ 어두운 부분을 더 진하게 칠하여 입체감을 준 뒤 딸기의 씨를 묘사한다.

잎사귀 색칠하기

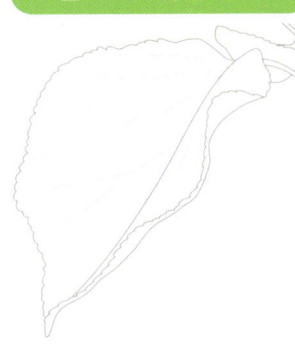

❶ 먼저 물칠을 한다. 종이가 젖은 상태에서 잎의 밝은 부분은 남기고 어두운 부분을 진하게 칠하여 자연스럽게 번지게 한다.

❷ 종이가 마른 후 잎맥의 어두운 부분을 진하게 칠한다.

❸ 잎맥의 밝은색 라인과 잎 테두리의 반사된 밝은 부분을 흰색 물감으로 묘사한다.

줄기 색칠하기

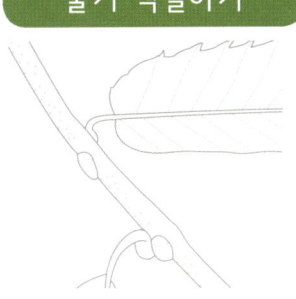

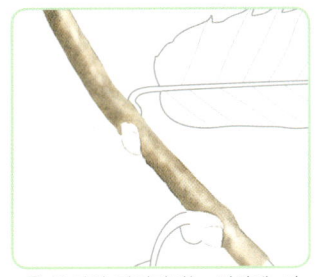

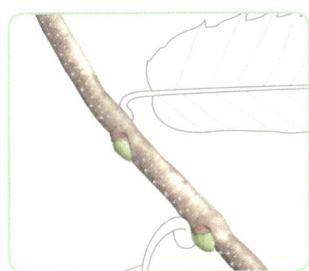

❶ 초벌로 물감을 칠한다.

❷ 줄기의 가장자리는 진하게, 가운데는 밝게 칠한다.

❸ 줄기의 가장자리를 좀 더 칠한 후 흰색 물감으로 무늬를 찍는다.

 # 차례

추천사·4
색칠의 기본 재료와 방법·6
이 책의 색칠 방법·7
기본 선 긋기·10
기본 도형 그리기·11

사과·12 자두·14 복숭아·16

석류·18 블루베리·20 감·26 딸기·28 귤·30 대추·32

망고·34 매실·36 무화과·40 바나나·42 밤·44 참외·46

키위·48 파인애플·52 배·54 체리·56 오렌지·58 포도·60

자몽·64 수박·66 살구·68 앵두·70 아보카도·72 토마토·74

기억력 강화 훈련 게임

숨은 과일 찾기·22 / 숨은 과일 찾기·24 / 다른 과일 찾기·25 / 반쪽 과일 찾기·38 / 다른 과일 찾기·39
같은 과일 찾기·50 / 같은 과일 찾기·62 / 미로 찾기·63 / 과일 개수 세기·76

기억력 강화 훈련 게임 정답·78

기억력 강화를 위한
열매
색칠하기

기본 선 긋기

색칠을 하기 전 소근육 운동을 위해 다양한 모양의 선을 따라 그려 보세요.

기본 도형 그리기

색칠을 하기 전 소근육 운동을 위해 다양한 모양의 도형을 따라 그려 보세요.

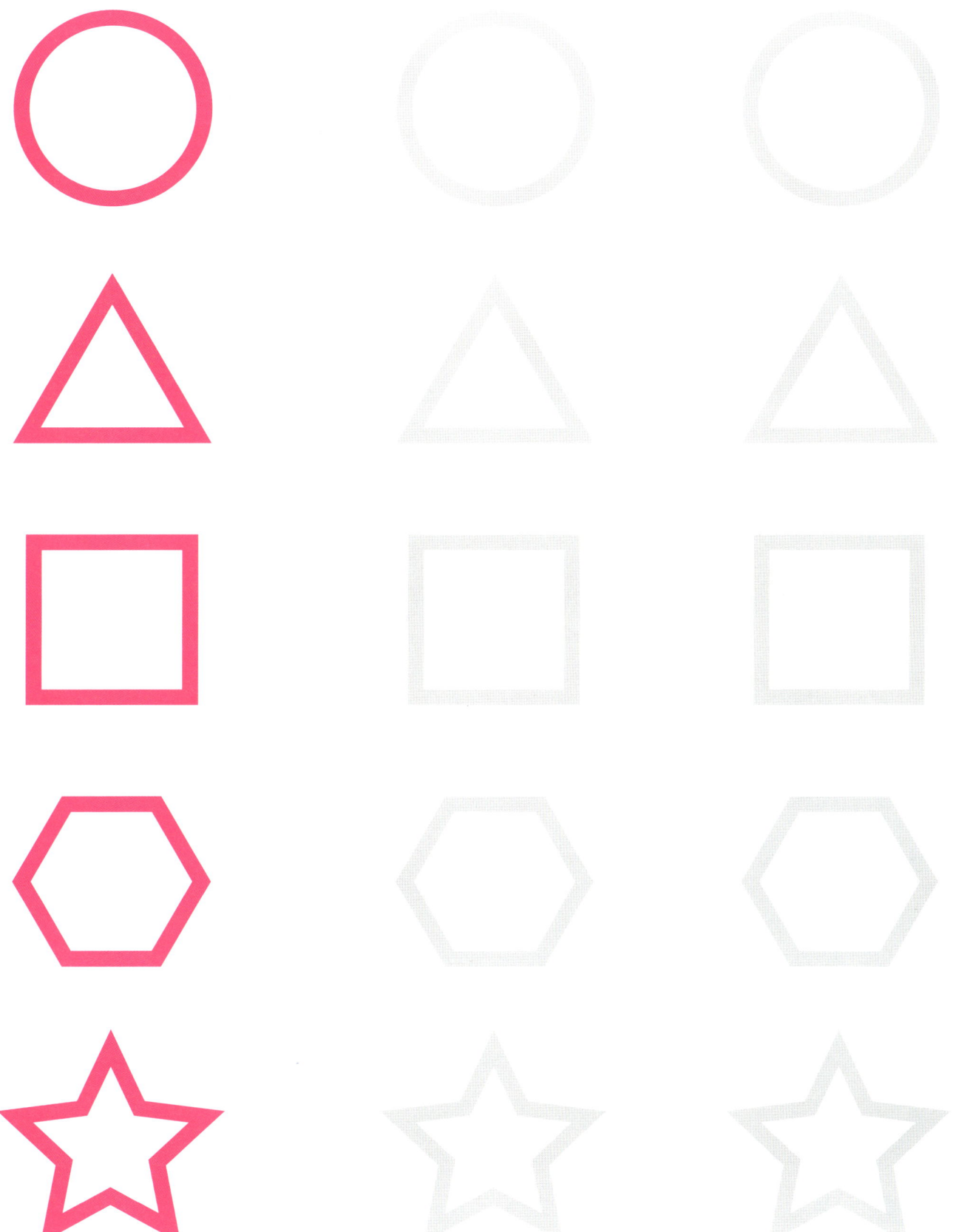

사과

사과나무의 열매. 붉거나 노란 빛깔로 익는다.
"하루에 사과 한 개만 먹으면 의사가 필요 없다."는 말이 있을 정도로 몸에 좋은 성분이 많이 들어 있다. 맛은 새콤달콤하다.

자두

자두나무의 열매.
껍질은 얇고 매끈하며 붉은빛을 띤 자주색으로 익는다.
맛은 시큼하면서도 달다.

복숭아

복숭아나무의 열매.
어른 주먹만 한 둥근 모양으로 누렇거나 붉게 익는다.
속살이 노란 복숭아는 황도, 살이 희고 무른 것은 백도라고 한다.

석류

석류나무의 열매.
잘 익으면 불규칙하게 갈라져서 연한 붉은색의 투명한 씨를 드러낸다.
과육 속에는 많은 종자가 있다. 과육은 새콤달콤하다.

블루베리

진달랫과의 관목에 열리는 열매.
잘 익은 블루베리는 검은빛을 띠고 겉에 흰 가루가 묻어 있다.
맛은 달고 신맛이 약간 있다.

기억력 강화 훈련 게임

숨은 과일 찾기

맛있는 과일이 어디 있을까요?
숨은 과일을 찾아 동그라미를 해 보세요.

숨은 과일

기억력 강화 훈련 게임

과일 이름 찾기

어떤 과일일까요?
그림에 알맞은 과일 이름을 찾아 선을 그어 보세요.

기억력 강화 훈련 게임

다른 과일 찾기

참외 그림을 잘 보고 다른 그림을 하나 찾아 동그라미를 해 보세요.

감

감나무의 열매. 둥글거나 둥글넓적하다. 익기 전에는 푸른색으로 떫은 맛이 나지만 붉게 익으면 단맛이 난다. 물렁물렁하게 익은 감을 연시 또는 홍시라 하고, 껍질을 벗겨 꿰어 말린 감을 곶감이라고 한다.

딸기

여러해살이풀에 열리는 열매. 둥근 공 모양이거나 달걀 모양이며 열매 전체 표면에 노란색의 작은 씨가 콕콕 박혀 있다. 살과 즙이 많고, 붉게 익으면 달콤한 맛이 난다.

귤

귤나무의 열매. 둥글납작하고 빛깔은 노란빛을 띤 주황빛이다. 향기가 좋고, 수분이 풍부하며, 톡톡 터지는 알갱이의 맛은 새콤달콤하다.

대추

대추나무의 열매. 크기와 모양이 메추리알만 하다.
연둣빛의 풋대추는 맛이 없지만, 껍질이 익어 붉어지면 단맛이 난다.
씨는 무척 단단하다.

망고

열대 과일로 망고나무의 열매. 넓은 달걀 모양이고 길이가 3~25센티미터 정도이다. 익으면 노란빛을 띤 초록색이거나 노란색 또는 붉은빛을 띤다. 속살은 노랗고 즙이 많으며, 달콤하다.

매실

매화나무의 열매. 껍질이 연둣빛이고 과육이 단단하다. 신맛이 강한 청매, 향이 좋고 빛깔이 노란 황매 등이 있다. 단맛도 있지만 시큼한 맛이 강하다.

기억력 강화 훈련 게임

반쪽 과일 찾기

어떤 과일의 일부분입니다.
나머지 부분을 찾아 선으로 이어 보세요.

기억력 강화 훈련 게임

다른 과일 찾기

다른 모양의 바나나 다발을 찾아 동그라미를 해 보세요.

무화과

무화과나무의 열매. 달걀 모양이며 잘 익으면 검은 자주색 또는 황록색을 띤다. 열매가 쉽게 무르기 때문에 생으로도 먹지만 말리거나 잼을 만들어 먹는다.

바나나

여러해살이풀에 열리는 열매.
모양은 길이가 6~20센티미터로 길쭉하고 잘 익으면 노란빛을 띤다.
껍질 속의 과육은 흰색이며 조직이 연하고, 수분이 많다.

43

밤

밤나무의 열매. 날카로운 가시가 많이 난 송이에 싸여 있다. 밤송이 속 알밤은 갈색 겉껍질 안에 얇고 떫은 맛의 속껍질이 있다. 속껍질인 보늬를 벗겨 날것으로 먹기도 하고, 겉껍질째 굽거나 삶아서 먹는다.

참외

박과의 덩굴성 한해살이풀에 열리는 열매.
줄이 있는 초록색 열매가 잘 익으면 노란빛을 띤다.
식감이 아삭아삭하고, 단맛이 강하며 수분이 많다.

키위

양다래의 열매를 이르는 말. 껍질이 솜털로 덮여 있고 갈색이다. 껍질 속 과육은 연두색을 띠며, 즙이 많고 향이 진하다. 맛은 새콤하다.

기억력 강화 훈련 게임
같은 과일 찾기

여러 가지 과일이 있어요.
같은 과일을 찾아 동그라미를 해 보세요.

파인애플

파인애플과의 상록 여러해살이풀에 열리는 열매. 대개 열매의 길이는 15~20센티미터, 지름 10~12센티미터. 초록빛을 띤 백색의 열매는 잘 익으면 황갈색으로 변하고 향기가 난다. 과육은 즙이 많고 새콤달콤하다.

배

배나무의 열매. 서양배와 중국배, 동양배로 나뉘는데, 우리나라에서 재배하는 동양배가 맛이 좋다. 살이 연하고 맛이 달며 수분이 많아 시원하다. 아삭아삭한 식감이 뛰어나다.

55

체리

양벚나무의 열매. 일반 벚나무 열매인 버찌보다 2~4배 크다. 둥글거나 심장 모양이며 노란빛을 띤 검붉은색이다. 종에 따라 단맛의 정도가 조금씩 차이가 나며 신맛도 있다.

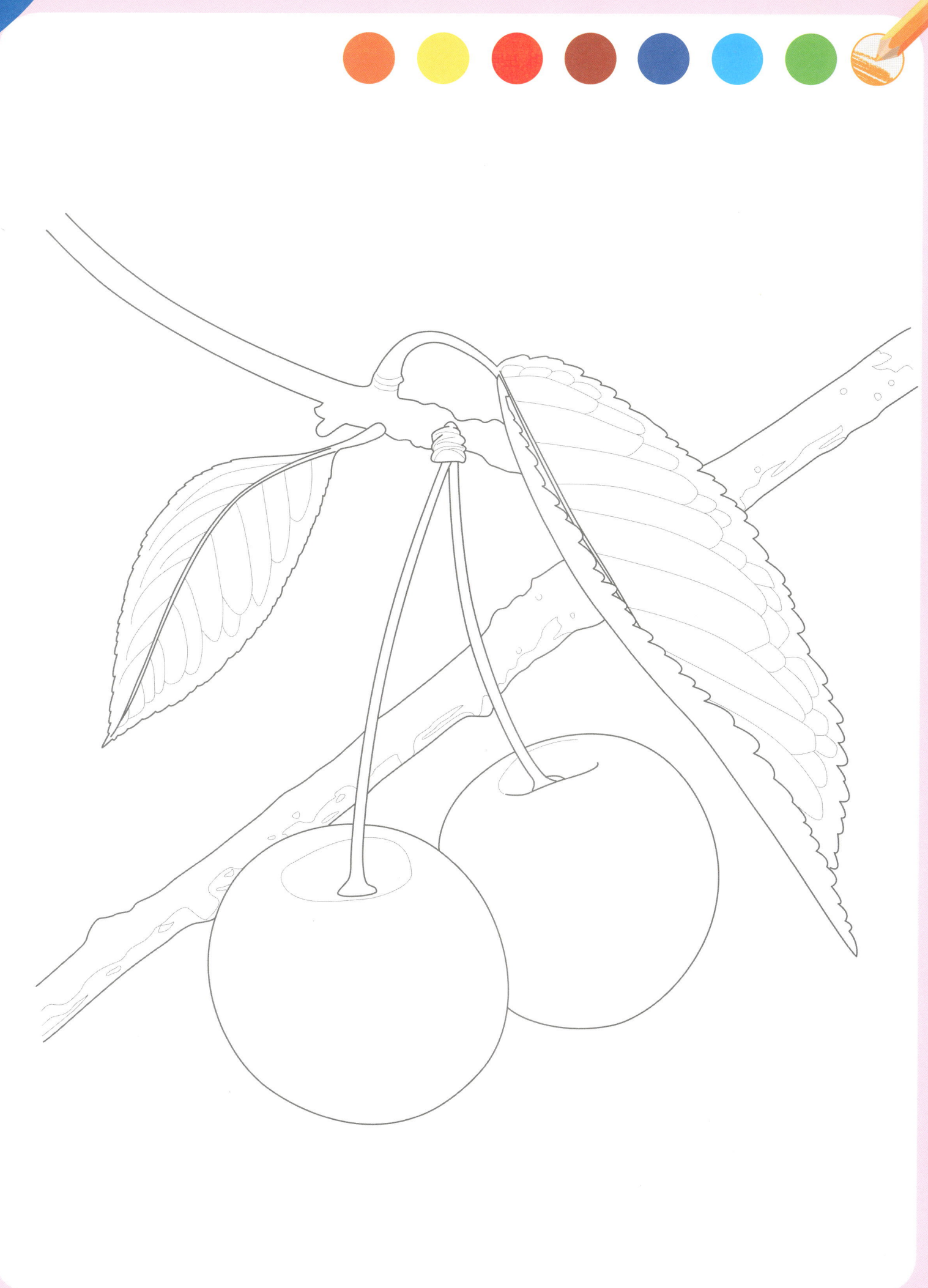

오렌지

당귤나무의 열매. 감귤 종류의 하나로 모양이 둥글고 주황빛이다. 두꺼운 껍질 안에 과육이 들어 있는데, 즙이 무척 많다.

포 도

포도과의 덩굴성 나무에 열리는 열매. 잘 익을수록 단맛이 증가하고 신맛이 감소한다. 열매는 자줏빛, 푸른빛, 검은빛을 띠고, 과즙이 풍부하며 새콤달콤한 맛이 난다.

기억력 강화 훈련 게임

같은 과일 찾기

같은 과일은 어디에 있을까요?
연필로 선을 그으며 길을 따라가 보고, 과일의 이름을 말해 보세요.

기억력 강화 훈련 게임

미로 찾기

토끼가 새콤달콤한 과일을 먹으러 가려고 해요. 어느 길로 가야 도착할 수 있을까요? 연필로 선을 그으며 길을 따라가 보세요.

자몽

귤 모양으로 둥글고, 과육은 부드럽고 즙이 많다.
맛은 새콤달콤하지만 쓴맛도 약간 있다. 겉껍질은 노란색이며 매끄럽다.
과육은 연한 노란빛이나 최근에는 분홍색 품종도 개발되었다.

수박

박과의 한해살이 덩굴풀에 열리는 열매. 땅 위를 기는 줄기에 크고 둥근 모양의 수박이 열린다. 초록색 표면에 진초록의 세로 줄무늬가 있고 속살은 붉다. 달고 수분이 매우 많다.

살구

살구나무의 열매. 여름에 붉은빛을 띠는 노란색으로 익는다. 둥근 열매는 껍질은 얇고 살은 수분이 많다. 살 속에 단단한 핵으로 싸여 있는 씨가 들어 있다.

69

앵두

앵두나무의 열매. 모양은 작고 동그랗다.
체리보다 작지만 영양은 풍부하다.
붉게 익으면 새콤달콤한 맛이 난다.

아보카도

아보카도 나무의 열매. 색깔은 자색 또는 자갈색이며, 3~10일간 후숙을 해서 먹는다. 과일치고는 단백질과 지방의 함량이 높은 편이다. 맛은 부드럽고 고소하지만 단맛은 없다.

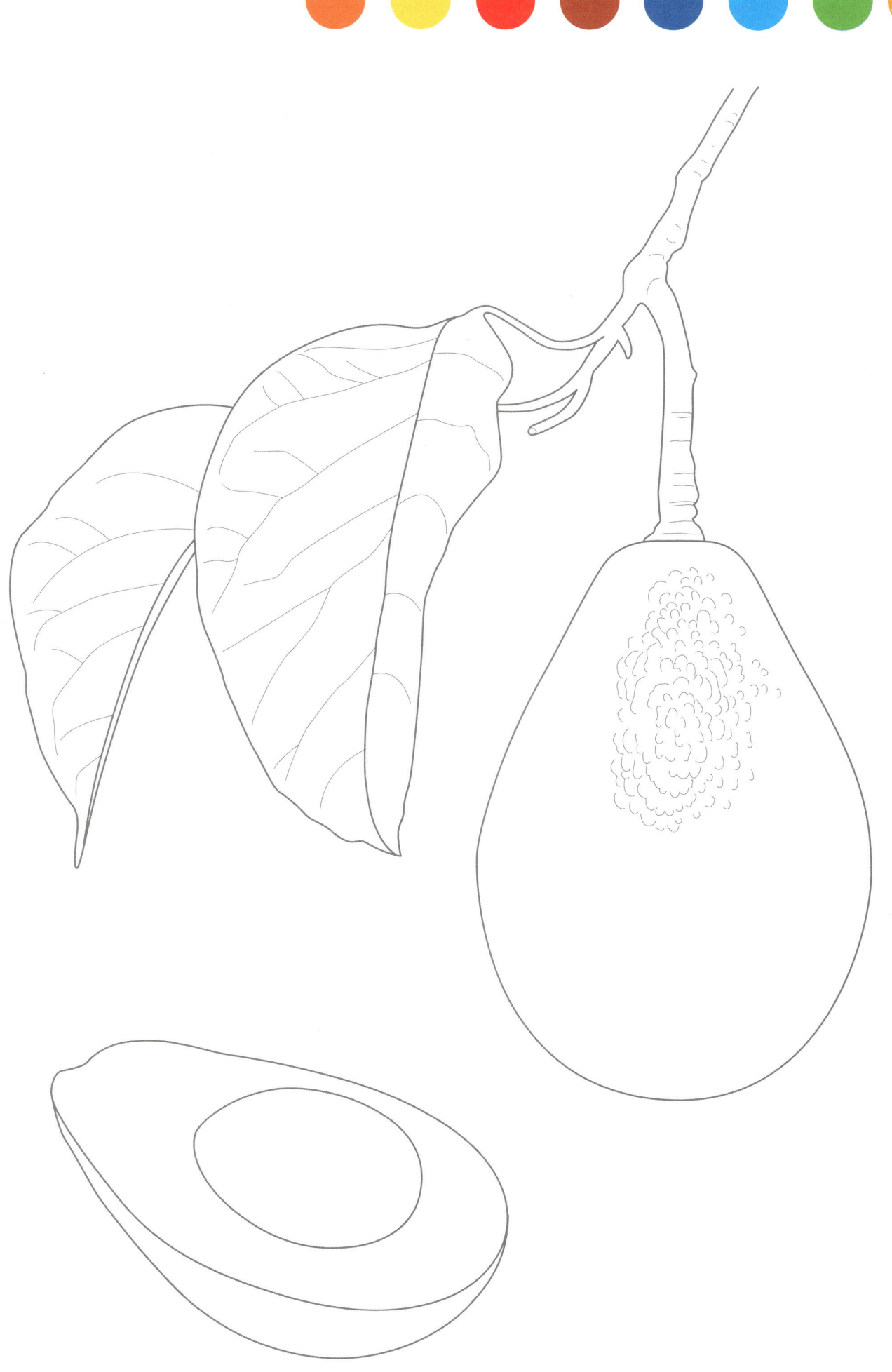

토마토

가짓과의 한해살이풀에 열리는 열매. 꽃이 지고 열리는 열매는 살과 즙이 많다. "토마토가 빨갛게 익으면 의사 얼굴이 파랗게 된다."는 유럽 속담이 있을 정도로 건강에 좋다.

기억력 강화 훈련 게임
과일 개수 세기

여러 가지 과일이 있어요. 오른쪽에 제시된 과일을 찾아 각각 개수를 센 뒤 네모 안에 그 수를 써 보세요.

기억력 강화 훈련 게임 정답

22~23쪽

24~25쪽

38~39쪽

50~51쪽

62~63쪽

76~77쪽